CONSIDÉRATIONS

SUR

L'ANATOMIE PATHOLOGIQUE ET LA THÉRAPEUTIQUE

DU

LUPUS TUBERCULEUX

PAR

François BASIN

DOCTEUR EN MÉDECINE DE LA FACULTÉ DE PARIS

Médecin stagiaire à l'école du Val-de-Grâce

PARIS

ALPHONSE DERENNE

52, Boulevard Saint-Michel, 52

1881

CONSIDÉRATIONS

SUR

L'ANATOMIE PATHOLOGIQUE ET LA THÉRAPEUTIQUE

DU

LUPUS TUBERCULEUX

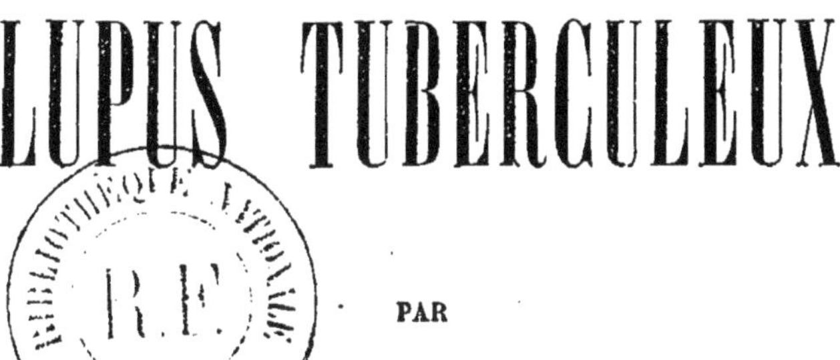

PAR

François BASIN

DOCTEUR EN MÉDECINE DE LA FACULTÉ DE PARIS

Médecin stagiaire à l'école du Val-de-Grâce

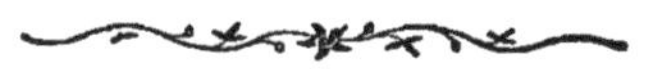

PARIS

ALPHONSE DERENNE

52, Boulevard Saint-Michel, 52

1881

A LA MÉMOIRE DE MON GRAND-PÈRE

Regrets éternels!

A MON PÈRE, A MA MÈRE

Témoignage d'affection et de profonde reconnaissance.

A MON FRÈRE LE Dr AUGUSTE BASIN

Mon premier maître et mon meilleur ami.

A MON FRÈRE HIPPOLYTE

A MES BONNES SŒURS

A TOUS MES PARENTS

A MES AMIS

A M. LE Dr ED. MATHIEU

Médecin principal de l'Armée,
Professeur d'Anatomie à l'école du Val-de-Grâce.

A M. LE Dr P.-L. KIÉNER

Professeur agrégé,
Chef du laboratoire d'histologie au Val-de-Grâce.

A MON PRÉSIDENT DE THÈSE

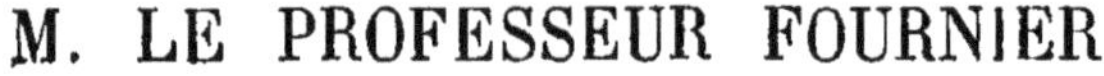

M. LE PROFESSEUR FOURNIER

Médecin de l'hôpital Saint-Louis.

CONSIDÉRATIONS

SUR

L'ANATOMIE PATHOLOGIQUE ET LA THÉRAPEUTIQUE

DU LUPUS TUBERCULEUX

AVANT-PROPOS

Aujourd'hui que l'étude anatomo-pathologique des maladies de la peau est en pleine voie d'évolution, et que de tout côté aussi bien en France qu'à l'étranger on cherche à résoudre la question histologique de ces affections il nous a paru utile de faire quelques recherches en ce sens au sujet du lupus tuberculeux. C'est le résultat de nos recherches que nous avons consigné dans ce modeste travail et pour lequel nous faisons appel à toute la bienveillance de nos juges.

D'un autre côté, comme depuis quelques années au sein de toutes les Académies de médecine et à Paris en particulier, on agite les grandes questions relatives au rapport à établir entre la scrofule et la tuberculose, ces deux expressions si éloquentes de la déchéance constitutionnelle et que partant des données histologiques du lupus on a voulu voir dans cette scrofulide une manifestation locale de la tuberculose, nous sommes heureux de publier dans cette thèse trois observations expérimentales que nous devons à l'obligeance de deux excellents maîtres, et qui tendent à infirmer cette théorie ou plutôt cette manière de voir et d'interpréter les faits.

Enfin, depuis quelques années, de grands progrès ont été réalisés au sujet de la thérapeutique locale du lupus. En passant en revue les nouveaux modes de traitement, nous insisterons sur un procédé tout spécial qui a donné entre les mains de M. le professeur Mathieu, dans son service hospitalier des affections cutanées, au Val-de-Grâce, un très heureux résultat, alors que tous les moyens employés jusque-là avaient été infidèles. Ce procédé, que nous avons eu déjà l'occasion de voir mettre en pratique, avec quelques modifications toutefois, aux Antiquailles à Lyon, nous a étonné par la rapidité et la beauté de ses résultats.

Il nous a paru intéressant de faire précéder cet exposé de quelques considérations historiques sur le mot lupus lui-même.

Avant d'entrer en matière, nous devons de nombreux remerciements à M. le docteur Boinet, médecin aide-major, qui nous a inspiré l'idée de cette thèse, et nous a toujours aidé de sa science et de ses bons conseils.

Nous prions aussi M. le professeur agrégé P. L. Kiéner, de vouloir bien accepter l'expression de notre profonde gratitude pour la bienveillance avec laquelle il a mis à notre disposition le résultat de ses recherches expérimentales.

Enfin et surtout, que notre savant maître, M. le professeur Mathieu qui a encouragé par sa généreuse obligeance nos modestes efforts accepte ici le témoignage public de toute notre reconnaissance.

Nous remercions vivement M. le professeur Fournier de l'honneur qu'il nous a fait en acceptant la présidence de cette thèse.

HISTORIQUE DU MOT LUPUS

ALIBERT dans sa *Monographie des Dermatoses*, discours, pages 49 et 50, disait : « L'épithète de lupus qu'on a voulu réintroduire dans la pathologie cutanée pour désigner l'esthiomène est un de ces mots qui répugnent au caractère primitif des choses dont nous nous occupons ; c'est un terme métaphorique absolument suranné qui se ressent de la barbarie du moyen âge. Sauvages ne cessait de verser le blâme sur ceux qui avaient introduit dans la science de pareilles dénominations. Il faut, disait-il, rendre aux zoologistes les mots de tortue, taupe et loup, aux botanistes les mots de rose, de lichen. Le terme d'esthiomène est conservé depuis longtemps à cause de la justesse de son étymologie. La langue des sciences est une propriété commune à laquelle nul ne peut toucher s'il ne la perfectionne. »

Plus près de nous encore, un disciple d'Alibert, Dauvergne père, plein de respect et d'admiration pour son vieux maître, s'écriait avec un accent indigné. « Voyons quel grand bonheur il y a eu que ce ridicule mot de lupus ait été préféré à celui d'herpès esthiomenos que Celse, l'Hippocrate latin, le savant grammairien, l'encyclopédiste même, l'ami de Virgile, d'Horace, d'Ovide, employait comme langage consacré, que Galien, cet autre encyclopédiste, le plus savant médecin de l'antiquité, le médecin de Marc-Aurèle, etc., conservait près de deux siècles après Celse. »

Nous pouvons donc apprécier par ces paragraphes quel accueil peu flatteur l'expression si pittoresque de lupus avait reçu au sein même de l'école d'Alibert.

Ce n'est pas en effet sans de nombreuses péripéties que le mot de lupus parvint à être définitivement fixé dans ses caractères et ses attributions pour ne désigner que l'affection, dont nous allons bientôt nous occuper. Il était employé indifféremment par les anciens auteurs pour englober dans le même sens clinique toutes les lésions ayant de la tendance à ronger et à détruire les tissus : Lorry dans son traité remarquable *De Morbis cutaneis*, cite les médecins Grecs et Arabes, comme appelant du terme générique *lupi* les ulcères serpigineux ou ambulants (*nomadas seu proserpentes*). Puis vint une époque où cette appellation fut réservée aux ulcères des membres inférieurs, de sorte que Sennert en 1610 pouvait dire : *Lupum vero appellant si in tibiis et cruribus sit*; *in reliquis vero corporis partibus et si ejusdem sit pravitatis, lupum absolute nominari non censent.*

Ce que nous entendons aujourd'hui spécialement par lupus avait été désigné par Hippocrate, Celse, Galien et les auteurs jusqu'au XIIIe siècle, sous le nom d'herpès esthiomenos.

Au dire de Neumann, professeur à l'université de Vienne, ce serait Roger de Parme (1230) qui le premier aurait appliqué l'épithète de lupus à l'ancien ηρπης εστιομενος des Grecs.

Un Alibertiste déjà cité, Dauvergne critique distingué qui a fait de nombreuses recherches historiques à ce sujet, ne paraît pas partager l'opinion sus-indiquée. Selon lui, la première trace qu'on en rencontre est dans les écrits de

Guillaume de Salicet qui professait à Vérone au XIIIe siècle. Voici du reste le texte qui en fait mention et que nous reproduisons ici avec sa saisissante originalité. « L'herpès « esthiomenos apparaist en manière de ung pois avecques « dureté au lieu, et chaleur ; se augmente et croit conti- « nuellement petit à petit en multipliant. Il procède tou- « jours et chemine en corrodant jusqu'à ce qu'il aist dé- « truist et modifié les tissus et pour l'amour de sa déam- « bulation corrosive, il est appelé vulgairement *hérésipèle* « *lupasine.* » L'on peut voir dans ce tableau descriptif, combien était profond l'esprit d'observation de l'auteur éminent qui en si peu de mots nous a dépeint l'affection d'une manière aussi complète et aussi fidèle.

D'autres auteurs en font remonter l'origine à Paracelse qui vivait en l'an 1498, un siècle après Guillaume de Salicet. Toutefois Dauvergne assure qu'il n'en est fait aucune mention dans la *Grande chirurgie* et autres écrits de Paracelse où il n'a rien trouvé qui rappelât cette étymologie. Quoi qu'il en soit, il est certain que pendant des siècles encore, on préféra employer l'ancienne dénomination des Grecs et des Latins. Lorry admet dans sa division des herpès, l'herpès esthiomenos.

Peter Frank se sert de l'expression herpès rodeus désignant le lupus. Gibert préfère également, sans expliquer les motifs de sa préférence, l'appellation de dartre rongeante.

Alibert accepta d'abord l'assemblage de ces deux mots, puis il lui substitua celui d'esthiomène, qu'il défendit comme nous l'avons vu au commencement de ce chapitre, avec toute l'ardeur de ses convictions, mais cette expression, dernière lueur du flambeau qui pouvait nous servir à éclairer la nuit des temps pour remonter à l'origine première du mot lupus, ne devint plus applicable qu'à l'affection bien décrite par Huguier : l'esthiomène de la vulve.

C'est à Willan que revient le mérite d'avoir définitivement fixé le nom et les caractères du lupus, ce qu'il fit, du reste, pour plusieurs autres dermatoses et malgré tous les efforts d'Alibert, l'école Willaniste triompha : Biett lui-même, disciple d'Alibert, alla chercher en Angleterre le système de Willan soutenu alors avec un vif éclat par Bateman, adopta la classification de ces auteurs et la répandit avec un zèle qu'on a voulu qualifier d'ingrat. Sans nous arrêter sur ces considérations d'un intérêt médiocre, disons de suite que Bazin accepta avec enthousiasme l'expression de lupus, parce qu'elle ne laissait rien préjuger de l'affection si variable dans sa forme et ses variétés. Elle ne comporte avec elle qu'un seul caractère, la tendance du néoplasme à ronger ou dévorer les tissus : nous citerons à ce sujet l'opinion curieuse de Devergie qui semblait croire que l'expression de lupus venait de ce que la figure d'une personne atteinte de ce mal ressemblait plus ou moins à celle d'un loup. Mais c'est bien le caractère rongeur et vorace de l'affection que les anciens désignaient exclusivement, témoins les qualificatifs de *vorax*, d'*exedens*, et cette phrase de Manardus : « *Quasi lupus famelicus proximas sibi carnes exedit.* » Pour finir et comme conclusion à cette digression historique nous dirons que pour désigner une maladie, il est de beaucoup préférable d'avoir un mot qui laisse entrevoir, non pas un aperçu partiel de l'affection, mais une vue d'ensemble et à ce titre, l'épithète de lupus est une très heureuse dénomination.

Depuis environ trente ans dit M. Besnier, l'histoire anatomique, clinique et thérapeutique du lupus a été entièrement renouvelée, mais aujourd'hui tous les dermatologistes sont d'accord pour reconnaître son individualité générique et admettent sa division en deux grandes espèces, le lupus de Willan et le lupus de Cazenave.

CHAPITRE I

DU LUPUS TUBERCULEUX.

Nous empruntons à une clinique du professeur Fournier cette définition qui représente dans son ensemble les principaux traits de l'affection.

Le lupus tuberculeux est une dermatose chronique constituée par une hyperplasie cellulaire qui infiltre le derme et quelquefois les tissus sous-jacents, qui s'accuse ordinairement par des nodosités ou tubercules et qui aboutit à une destruction ou une atrophie de la peau.

Tous les points de la surface tégumentaire peuvent devenir le siège du lupus, mais la prédilection de ce néoplasme pour la face, et sur celle-ci pour le nez d'abord, les joues ensuite est des plus singulières. Sur 260 cas de lupus observé par Neumann, 175 siégeaient à la face, 69 aux extrémités, 16 seulement sur les autres points de la surface cutanée. Les parties les plus rarement atteintes sont le cuir chevelu et la nuque et encore lorsqu'ils sont atteints ne le sont-ils que secondairement et par propagation. Les muqueuses ne sont pas à l'abri du lupus.

Il a une préférence pour la muqueuse pituitaire ; le plus souvent la muqueuse nasale n'est atteinte que par propagation du lupus cutané, mais fréquemment aussi elle est primitive. Sur les muqueuses buccale, pharyngienne et laryngienne, le lupus est assez fréquemment produit par l'extension de la lésion des lèvres, parfois aussi il en est indépendant et peut même y être primitif. Rarement le lupus est primitif sur la conjonctive palpébrale ou bulbaire et sur la cornée (Neumann), d'ordinaire il n'y est qu'un prolongement de l'éruption des joues.

Le lupus s'observe aussi bien à la ville qu'à la campagne, dans toutes les classes de la société, chez le riche comme chez le pauvre, mais il est incontestablement plus fréquent chez ce dernier, exactement comme le fait remarquer M. Besnier dans les mêmes proportions que la scrofule. Il se retrouve cependant dans les couches sociales les plus élevées, avec la même intensité et la même forme que dans les étages malheureux de la société.

Dans l'armée, le lupus est rare en raison de l'épuration de l'effectif au conseil de révision. La plupart des cas observés remontent à une époque antérieure à l'incorporation, datent quelquefois de l'enfance, mais étaient restés stationnaires et d'un très petit volume. Toutefois l'affection peut débuter après l'incorporation, ainsi que nous en rapportons un exemple dans cette thèse.

Laissant absolument de côté dans ce travail le lupus érythémateux ou de Cazenave, notre but n'est pas de faire une étude complète et détaillée du lupus de Willan ou lupus tuberculeux. Que pourrions-nous dire de nouveau en effet sur la description, la symptomatologie, le pronostic et le diagnostic de cette affection ? Ne serait-il pas téméraire de venir après tant d'illustres dermatologistes et surtout la brillante école de Saint-Louis essayer de retracer en un tableau infidèle ce que déjà nos maîtres ont dépeint avec une perfection inimitable? Qu'il nous soit donc permis d'aborder de suite la question anatomo-pathologique du lupus qui était peut-être restée jusqu'en ces derniers temps la partie la moins éclairée du tableau.

CHAPITRE II

ANATOMIE PATHOLOGIQUE DU LUPUS TUBERCULEUX

Si l'origine et les caractères du lupus furent longtemps un sujet de discussion, la place à lui assigner dans les classifications au point de vue de sa nature et de sa constitution intime donna lieu aussi à une grande controverse. La synonymie nombreuse est là pour en témoigner. Désigné successivement sous les noms de dartre rongeante, noli me tangere, tentigo prava, lupus de Willan, lupus vulgaire, simple, profond ; scrofulide tuberculeuse, tuberculo ulcéreuse, maligne, nous le voyons placer par Willan et Bateman dans l'ordre des tubercules, à côté des verrues, du molluscum et de l'éléphantiasis.

Pour Alibert il s'agit uniquement de scrofule.

Bazin revient à l'idée de tubercule au sujet de la classification du lupus ; Wirchow, Newmann, Volkman, Roger en font le résultat pathologique d'une inflammation chronique de la peau, pouvant se développer le plus souvent, il est vrai, sur un terrain scrofuleux, mais non exclusivement lié à cette diathèse. Nous voyons donc que pour ces quatre auteurs allemands le lupus est une *dermatose chronique* n'ayant pas toujours un caractère de spécificité diathésique. Dans deux observations consignées à la fin de cette thèse, on peut lire que dans deux cas de lupus observés, il n'y avait aucun antécédent de scrofule chez les sujets. Cette manière de voir est adoptée en Angleterre par Jonathan Hutchinson et quelques dermatologistes anglais, en Allemagne par Kaposi.

Pour Reindfleisch, il s'agit uniquement d'un adénome.

Maier en fait un cancroïde.

Enfin les progrès de l'histologie venant révéler de nouveaux détails anatomiques, un autre ordre d'idées s'établit, et les analogies constatées avec raison entre le lupus et le tubercule, mais seulement au point de vue de la forme extérieure deviennent bientôt des similitudes frappantes sinon des identités au point de vue anatomo-pathologique. Friedlander en effet (Utersunchungen uber lupus) décrit le produit hyperplasique comme siégeant dans le derme, formé par un amas de jeunes cellules, tissu de granulation, avec nodules sphériques, privés de vaisseaux colorés en jaune par le picro-carminate, puis de grandes cellules cubiques rarement sphériques, ou ellipsoïdes, à contour sinueux, renfermant un noyau arrondi et quelquefois plusieurs; au milieu cellules géantes typiques à prolongements et à plusieurs petits noyaux, et il conclut ainsi. « L'existence de ces nodules privés de vaisseaux, leur constitution histologique, leur peu de vitalité, leur tendance à subir la dégénérescence *caséeuse* suffisent pour assimiler le lupus à la tuberculose. »

Voici donc l'idée de tuberculose cutanée locale nettement exprimée par Friedlander.

Pour Schüppel qui définit le tubercule une cellule géante et en fait la caractéristique, il n'y a plus de doute à avoir. On trouve bien dans le lupus tous les éléments du tubercule et déjà, à son avis, il ne faut plus parler de similitude mais bien d'identité.

Une violente réaction fut soulevée par ces déclarations d'outre-Rhin. Sans vouloir discuter sur la réalité des faits observés, on chercha, le microscope sous les yeux, à saisir les plus petits détails de la structure cellulaire du lupus pour le différencier nettement des produits tuberculeux, et à vrai dire, les différences indiquées au point de vue anatomique furent des plus minimes. Colomiatti, agrégé à l'Université de Turin, qui s'était mis à l'œuvre un des premiers apporta, après maintes recherches, les seules conclusions suivantes :

1° Dans la tuberculose de la peau, propagation du processus par la voie des lymphatiques, ce qui n'est jamais dans le lupus vrai ;

2° Dans le lupus, cellule géante non constante ;

3° Dans le lupus, présence constante autour de la cellule géante quand elle existe, d'une zône de cellules épithélioïdes et de quelques cellules animées de mouvement (semovente).

Tous ces résultats qu'il nous serait facile de démontrer erronés par les données les plus récentes de l'histologie, eurent du moins l'avantage de renverser de fond en comble la théorie de Schüppel, en montrant que la cellule géante, loin d'être la caractéristique du tubercule, se retrouvait en effet partout ou à peu près où l'élément inflammatoire était constaté.

On peut la rencontrer, en effet, dans les inflammations simples des séreuses (Kundroth), de la cornée, des os, etc. (Stricker, Heitzmann); après l'introduction des corps étrangers dans la cavité péritonéale (Heidenhain) où elle subit la dégénérescence ; autour des caillots, résultant de la coagulation du sang frais introduit dans le tissu sous-cutané des animaux (Langhans); dans l'intérieur des alvéoles pulmonaires atteintes de pneumonie chronique ; dans les alvéoles du cancer ; dans la lèpre et les maladies consécutives à l'absorption des produits morbides de l'ostéite et de la carie (Kolliker, Wegner, Bassini, Koniz, Rustitzky); dans beaucoup de sarcomes de la moelle des os et du périoste ; dans les sarcomes giganti-cellulaires de Wirchow ; à la surface des cheveux et fils de coton introduits sous la peau (Weiss) ; entre deux lames de verre introduites dans la cavité abdominale (Ziegler). Enfin, auprès d'un fragment de moelle de sureau introduit sous la peau du chien (Talma) ; dans certains cas d'hypergenèse rapide de l'épithélium cornéen (Ziéloucko). Il nous a été donné de voir reproduire cette expérience dans le laboratoire d'histologie de M. le professeur agrégé Kiéner, au Val-de-Grâce. Si, en effet, on introduit un poil ténu ou un fil métallique dans la cornée d'un cobaye, par exemple, il se produit autour du corps étranger une inflammation plus ou moins vive suivant la nature plus ou moins irritante de celui-ci ; et si, durant le processus inflammatoire, on sacrifie l'animal, on voit sur les préparations d'une coupe passant au niveau du corps étranger, et comme englobant celui-ci, une cellule géante, qui semble avoir pour fonction de le résorber, lorsqu'il est assimilable, comme le poil animal, par exemple. Peut-être est-ce le même phénomène qui se passe autour des fils de catgut dans la ligature des artères ; du moins c'est ce qui a été prétendu.

C'est surtout en France que la grande question relative au rapport à établir entre les produits cutanés de la scrofule et de la tuberculose fut agitée ; la théorie de Friedlander y eut ses détracteurs, mais y trouva aussi de nombreux partisans. Sans nous livrer à une trop longue et fastidieuse énumération, voyons, pour résumer ensuite l'état actuel de la question, quels sont les auteurs qui s'en sont occupés.

Le tubercule que Friedlander avait trouvé dans le lupus de la peau, que Koster avait nettement distingué dans les bourgeons synoviaux des tumeurs blanches, et qu'il convient d'opposer comme définition et comme description au tubercule granulation de Laënnec et de Wirchow, fut admis en France par Charcot sous le nom de follicule tuberculeux. Brissaud et Josias adoptant cette manière de voir, et trouvant le follicule tuberculeux dans la plupart des produits cutanés de la scrofule, agrandissent chaque jour le cercle de la tuberculose cutanée locale.

A côté de ces fermes champions et dans le même ordre d'idées, il est juste de placer l'école lyonnaise, dont les vues à ce sujet sont reproduites dans une excellente monographie *sur l'anatomie pathologique du lupus tuberculeux;* thèse de Larroque, Lyon 1880, et dans les conclusions de laquelle l'identité entre la néoformation lupeuse et la tuberculose de la peau est nettement formulée.

Voici les conclusions apportées par Larroque.

La lésion consiste dans le développement de granulations tuberculeuses isolées ou confluentes subissant la dégénérescence granulo-graisseuse ou la transformation fibreuse. Les examens que nous avons faits sont donc confirmatifs de l'opinion de Friedlauder qui considère le lupus comme une manifestation cutanée de la tuberculose. Tous nos cas de lupus sont des cas de tuberculose de la peau. Nous laissons à l'avenir le soin de décider si c'est là véritablement une règle fixe.

Le plus heureux des hasards a aussi mis entre nos mains le compte-rendu d'un examen histologique d'un lupus de la face, par MM. Chandelux et Rebatel, de la Faculté de Lyon. Les caractères importants de cette affection sont, ainsi que nous l'avons dit, les lésions du derme.

Celles-ci doivent être anatomiquement confondues avec les lésions de la tuberculose et nous devons dire qu'il s'agit dans ce cas, ainsi que dans ceux dont M. Larroque a fait l'examen, de la tuberculose de la peau. C'est ce point seul que nous désirons mettre en relief afin de donner un nouvel exemple d'une affection dont la lésion anatomique, souvent discutée, est encore absolument semblable à celle qu'ont rencontrée Friedlander, Köster, c'est-à-dire qu'elle consiste en une production de granulations tuberculeuses intra-dermiques, isolées ou confluentes. Voilà donc un ensemble imposant de preuves émanant d'autorités très compétentes en cette manière et qui semblerait à tout jamais faire pencher la balance en faveur de la théorie invoquée pour la première fois par Friedlander.

La défense ne se pouvait pas aussi bien soutenir que l'attaque. En France, Cornil chercha au point de vue de l'anatomie pathologique d'abord et de la clinique ensuite tout ce qui pouvait différencier les produits tuberculeux proprement dits et les produits scrofuleux tels qu'ils se trouvent dans les ganglions, et les aboutissants de ces recherches ressortissent en définitive aux points suivants à savoir que des deux côtés on retrouve le même processus, sclérose et caséification, mais :

1° La sclérose est plus abondante dans la scrofule ;

2° La caséification plus lente ;

3° L'oblitération vasculaire plus tardive et plus lente ;

4° Le début et la marche des deux lésions ne sont pas identiques.

Comme on le voit les différences accusées par M. Cornil étaient en somme d'un ordre secondaire, intéressant plutôt les détails que les grands traits de l'affection, et basées plutôt sur des faits d'observation clinique que sur l'anatomie pathologique. Du reste, si Cornil admet des différences, il constate aussi de grandes analogies et de son aveu, la tendance générale est la même dans les deux cas.

Grancher qui dans son remarquable article *Scrofule* du dictionnaire en trente volumes, se livre à une critique minutieuse et serrée des conclusions formulées par Cornil, propose d'abord d'appeler ce que Wirchow désignait sous le nom de tissu de granulations, Cornil ilots strumeux, et Kôster, tubercules élémentaires, Grancher propose de l'appeler scrofulome ; puis édifiant toute une théorie sur le scrofulome, il le compare au tubercule vrai qu'on peut aussi désigner, selon lui, par les termes de néoplasie fibro-caséuse ; et l'éminent auteur arrive à faire du scrofulome un produit encore jeune qui n'est séparé du tubercule que par l'âge et le degré de développement, mais qui lui est réuni par la même tendance à la caséification et à la sclérose.

En résumé, pour établir l'état actuel de la question, il

suffit de jeter un simple regard rétrospectif sur son passé et de rappeler en quelques mots les objections faites à la théorie de Friedlander et Köster identifiant les produits de la tuberculose et de la scrofule, théorie soutenue en France par de nombreux partisans :

Les objections sont les suivantes :

1° *Colomiatti.* — Dans la tuberculose de la peau, il y a propagation du processus par la voie des lymphatiques, ce qui n'est jamais dans le lupus vrai.

Cette objection ne peut pas tenir devant les données nouvelles de l'anatomie pathologique. Aujourd'hui la plupart des observatenrs penchent pour l'origine vasculaire sanguine du follicule tuberculeux et de la cellule géante. La théorie de Klebs, Köster et Wagner faisant du follicule tuberculeux une sorte de lymphadénome développé aux dépens de l'endothélium proliféré des vaisseaux lymphatiques ne doit plus être acceptée ; l'opinion de MM. Charcot et Gombaud admettant la formation du follicule tuberculeux par une sorte de fusion des cellules épithélioïdes du tubercule ayant subi la dégénérescence vitreuse ne représente plus à vrai dire qu'une des phases du processus. C'est à la théorie de Brodowsky, pour qui le follicule ne serait qu'un angiôme giganto-angioblastique, une néoformation exubérante de capillaires sanguins formant réseau et refoulant le tissu conjonctif environnant, et qui fait provenir la cellule géante de la prolifération de l'endothélium des vaisseaux, c'est à cette théorie qu'il faut s'arrêter aujourd'hui.

En France nous le savons, Thaon, Cornil et Ranvier ont soutenu dès le début l'origine intra-vasculaire de la cellule géante. Malassez accepte l'interprétation de Brodowski au sujet du follicule tuberculeux et reconnaît comme ce dernier dans l'élément vasculaire sanguin la phase primordiale du processus inflammatoire.

Notre très estimable maître M. Kiéner dont les recherches remarquables à ce sujet sont consignées dans les *Archives de physiologie* 1880, donne une interprétation nouvelle de la cellule géante et du follicule tuberculeux qui réunit en quelque sorte toutes les idées émises jusqu'à ce jour : 1° origine intra-vasculaire ; 2° dégénérescence vitreuse, néoformation des capillaires ; tout cela se résume en un processus vaso-formatif.

La seconde différence établie par Colomiatti repose sur la présence non constante dans le lupus vrai de la cellule géante, qui ne ferait jamais défaut dans le tubercule ; mais avec notre nouvelle manière d'envisager la cellule géante, celle-ci ne doit plus exister comme élément caractéristique puisque d'une part sa présence dans une préparation microscopique dépend de la coupe plus ou moins réussie d'un ou de plusieurs vaisseaux dont l'endothélium a proliféré, et que d'autre part, la cellule géante se retrouve à peu près partout où l'élément inflammation est constaté.

La troisième différence invoquée par l'auteur italien réside dans la présence régulière de cellules épithélioïdes et de cellules animées de mouvement (semovente) dans le follicule lupeux ; mais les cellules animées de mouvement ne sont autres que les cellules migratrices de Recklinghausen qui n'ont par conséquent rien de caractéristique dans le lupus ; de plus la zône épithélioïde ne présente absolument aucune régularité dans l'îlot primitif du néoplasme lupeux, tantôt réduite à une simple rangée de cellules, tantôt constituée par une série de couches concentriques, elle suit les diverses phases du processus nécrobiotique, et sa régularité invoquée par Colomiatti est des plus contestables.

Les objections faites par Cornil ont été réfutées point par point dans l'article du Dictionnaire encyclopédique (scrofule) par Grancher. La principale différence consiste dans la caséification plus lente des produits scrofuleux, mais ne voyons-nous pas certaines phtisies marcher plus lentement que d'autres, et en opposition, ne voyons-nous pas également une forme maligne du lupus, le lupus vorax, procéder parfois avec une rapidité désespérante. Cette différence souffrant de nombreuses exceptions n'a pas une valeur scientifique absolue.

Deuxième objection : la sclérose est plus abondante dans la scrofule. Cela n'est encore vrai que d'une façon relative, puisque dans certains processus de lésions scrofuleuses, les pertes ne sont pas réparées par l'élément scléreux en suractivité fonctionnelle. Tels sont pour rester absolument dans notre question, ces vastes délabrements irrémédiables causés par un lupus dévorant le nez, la joue et ne respectant rien de ce qu'il trouve sur son passage.

Donc jusqu'ici les différences invoquées au nom de l'anatomie pathologique ne constituent qu'un faisceau de preuves peu établies et facilement récusables. Après avoir beaucoup discuté en Allemagne, la pluralité des auteurs en sont arrivés à un scepticisme absolu en ce qui concerne la cellule géante et le follicule tuberculeux ; de sorte qu'après avoir vainement attendu de l'anatomie pathologique ce qu'on était en droit d'en espérer, c'est à une autre porte qu'il convient de frapper.

Du reste, toutes les branches de la science sont solidaires les unes des autres, et toutes doivent apporter leurs lumières et leurs moyens d'investigation, pour la recherche et la démonstration de la vérité. Comme le dit si bien M. Cornil, « Je n'admets en aucune façon qu'il soit permis de définir par l'histologie seule et par la constatation d'un élément anatomique une maladie ou un groupe de lésions. Une maladie est un ensemble de faits plus complexes que ce qu'il est donné de voir sous le microscope sur une coupe mince dans l'étendue d'un dixième de millimètre. Pour caractériser une maladie, il faut partir de son étiologie, la suivre dans son développement, dans ses diverses localisations, dans ses symptômes et enfin dans son anatomie pathologique à l'œil nu (Cornil, *Société médicale des hôpitaux*, 10 décembre 1880).

Examinons aussi les nombreuses divergences d'opinions qui se sont succédé relativement au siège de l'affection.

Blasius qui le premier fit des recherches sur l'anatomie pathologique du lupus tuberculeux, démontra que le processus spécial envahit toute l'épaisseur du derme.

Cazenave et Devergie considèrent la lésion comme occupant toute l'épaisseur de la peau et pouvant atteindre plus ou moins les tissus sous-cutanés.

Berger, au contraire, plaça le point de départ du processus dans l'*épiderme*, et pour lui il fallait l'attribuer à une néoformation hypertrophique des cellules épidermiques.

Telle fut aussi l'opinion de Bardleben et de Billroth ; Pohl se rallie à cette manière de voir.

Nous pouvons juger par ces différentes manières d'interpréter les faits, combien la question était encore entourée d'obscurité à cette époque et combien peu de précision on avait apporté jusque-là dans le siège des affections cutanées, O. Weber est déjà plus précis ; pour lui, c'est le réticulum malpighien qui est l'origine et le siège du processus pathologique.

Weiel, qui, à un autre point de vue, réalisa tant de progrès dans la thérapeutique du lupus, place le siège de l'affection dans le derme et fait débuter la prolifération du tissu conjonctif avoisinant les glandes sébacées et les follicules pileux.

Ceci nous conduit tout naturellement à l'opinion émise par Rindfleisch, qui, voyant constamment le processus néoplasique gagner les glandes sébacées et sudoripares, et remarquant toujours l'énorme prolifération cellulaire épithelioïde, remplir non-seulement, les culs-de-sac glandulaires, mais encore les espaces inter-glandulaires, admit que les glandes elles-mêmes étaient le siège primordial de la lésion et conclut à un adénome.

Aujourd'hui, tous les auteurs sont d'accord pour placer dans le chorion le point de départ de l'affection, d'où le nom de chorioblastose crée pour les besoins de l'anatomie pathologique actuelle. Au début et sur une coupe microscopique d'une portion de peau atteinte, on trouve déjà en examinant à la loupe, des masses de tissu plus ou moins grosses, arrondies à la manière d'un nid d'oiseau, enfoncées dans le chorion. Ce sont les tubercules du lupus. Ils sont disposés sans ordre et à diverses profondeurs dans le chorion lui-même, tandis que ses couches supérieures, la couche papillaire et le réseau muqueux, paraissent à l'état normal. Ce n'est que par le fait de son développement ultérieur que le tubercule envahit le réseau muqueux et les couches superficielles du chorion et gagnant en surface aussi bien qu'en profondeur constitue les masses lupeuses subissant un double mode d'évolution, la sclérose et la caséification.

Lésions du derme. — Le derme dans toute la portion malade a subi des modifications profondes. A sa trame conjonctive feutrée et entrelacée se sont substituées d'innombrables cellules embryonnaires disposées en îlots plus ou moins volumineux, de forme tantôt arrondie, tantôt régulière. Partout où ces cellules se sont rassemblées, les faisceaux conjonctifs ont disparu ; les espaces intercellulaires sont remplis par une substance amorphe, à peine granuleuse de distance en distance, mais ne présentant jamais une disposition fibrillaire quelconque. Les éléments embryonnaires ne sont point distribués sans ordre et pour ainsi dire comme à l'état d'infiltration au sein de la trame dermique. Bien au contraire leur réunion constitue deux ordres d'îlots : les *îlots primitifs* et les *îlots secondaires* absolument semblables dans leur structure et leur évolution aux îlots primitifs et secondaires dont M. Larroque, dans une thèse récente faite sous l'inspiration d'un jeune agrégé de la Faculté de Lyon, et guidée par la haute autorité de M. Renaut, a signalé l'existence et donné la description dans un grand nombre de lupus dont il a pu faire l'examen histologique.

« Chaque îlot primitif représente sur les coupes une surface ovalaire ou arrondie. Il est entouré par des faisceaux conjonctifs lui formant une sorte de gaine ou d'enveloppe et le séparant des fibres conjonctives voisines non envahies par les cellules embryonnaires. Au centre de chacun de ces îlots existent un ou plusieurs éléments cellulaires appartenant à la variété dite cellules géantes, c'est-à-dire offrant un contour irrégulier, souvent difficile à préciser et un nombre variable de noyaux disposés tantôt irrégulièrement au sein de la masse granuleuse de l'élément, tantôt au contraire groupés autour de sa périphérie, de façon à lui constituer une sorte de chapelet ou de couronne que la coloration rouge par le carmin fait ressortir avec la dernière évidence. Autour de la cellule géante centrale on rencontre des éléments cellulaires, de forme polyédrique constituant une zône épithélioïde. Cette zône conserve une coloration jaunâtre sous l'action du picro-carmin et les noyaux des cellules que l'on y rencontre ne peuvent être décelés par l'emploi du réactif colorant. En dehors de cette zône nous en trouvons une seconde, la zône embryonnaire dans laquelle tous les éléments offrent les caractères des cellules jeunes, se colorent énergiquement en rouge par le picro-carmin et arrivent jusqu'au contact des faisceaux conjonctifs qui entourent l'îlot.

D'après cette structure il est facile de voir qu'un semblable îlot répond par sa constitution à la lésion anatomique connue sous le nom de follicule tuberculeux. De plus la non coloration par le carmin du noyau de la zône épithélioïde et de ces cellules elles-mêmes indique que déjà elles sont frappées de mort, destinées à devenir, par leur désintégration, l'origine de masses ou produits caséeux.

Les îlots secondaires ne sont pas autre chose que la réunion ou l'agglomération d'îlots primitifs, à cette différence près que les faisceaux conjonctifs concentriques formant une espèce d'enveloppe autour de chaque îlot primitif ont disparu. Ils persistent seulement à la périphérie de l'aire occupée par l'îlot secondaire tandis que dans l'étendue de celle-ci on ne peut découvrir aucune travée ou prolongement fibreux. Par contre les zônes embryonnaires conservent leurs caractères. On les voit parcourir sous forme de trainées rouges, l'aire de chaque îlot secondaire, la divisant en une série de petits espaces ovalaires ou arrondis, dont chacun offre une cellule géante semblable à celle déjà décrite et une zône de cellules épithélioïdes en voie d'évolution caséeuse. Il résulte de là que si l'îlot primitif répond au follicule tuberculeux ou à la granulation tuberculeuse isolée, l'îlot secondaire représentera ici les granulations tuberculeuses confluentes.

Lésions de l'épiderme. — Celles-ci sont variables suivant les diverses phases du processus, et suivant les époques où l'examen histologique est fait : lorsque l'épiderme est déjà soulevé en partie sans que l'ulcération soit survenue, on peut voir que le revêtement épithélial épidermique a subi par places nettement délimitées une diminution très considérable. Sur les préparations on peut voir que les prolongements interpapillaires de l'épiderme ont disparu en beaucoup d'endroits. En ces points, les cellules embryonnaires, disposées en îlots primitifs ou secondaires, se mettent en contact avec la couche des cellules génératrices qui par suite de la disparition des papilles du derme affecte une disposition planiforme. Les différentes couches de l'épiderme ne peuvent plus être distinguées : tout au plus aperçoit-on, au-dessus des cellules cylindriques de la couche génératrice, quelques cellules polyédriques représentant le *stratum* de Malpighi. Immédiatement au-dessus de ces dernières on découvre deux ou trois rangées de cellules aplaties constituant à elles seules toute la couche cornée :

encore est-il manifeste qu'elles ont éprouvé des troubles considérables dans le processus de leur transformation cornée, car c'est à peine si elles prennent par le picro-carmin une légère coloration jaunâtre, tandis que l'on sait que les cellules cornées de l'épiderme normal se colorent au contraire en jaune vif dans les mêmes conditions. En un mot la lésion épidermique consiste en une atrophie manifeste, en une corrosion ; par les progrès du travail pathologique, la mince barrière offerte à la lésion dermique se trouve un jour réduite à néant, et l'ulcération de la peau prend naissance. »

Nous avons tenu à décrire textuellement ces données histologiques, consignées dans les *Annales de dermatologie*, avril 1881, parce que nous avons pu apprécier durant le cours de nos études à Lyon, le mérite scientifique de leurs auteurs, MM. Chandelux et Rebatel. De plus elles constituent les recherches les plus récentes qui aient été publiées sur l'anatomie pathologique du lupus. Enfin elles résument histologiquement l'état actuel de la question. Sur les belles préparations que notre savant maître M. Kiéner nous a montrées, on retrouve la description sus-énoncée, dans sa plus fidèle exactitude. Dans les planches lithographiées consignées dans la thèse de Larroque de Lyon, et dans les nombreuses figures qui ornent le livre de Môritz Kaposi, la même disposition est reproduite. Tous les histologistes s'accordent à constater la présence dans le néoplasme intradermique constituant le lupus, d'éléments qui pour la forme extérieure et la structure intime, offrent de nombreuses ressemblances avec le tubercule vrai et qu'on a désignés sous le nom de follicules tuberculeux du lupus. Reste à savoir maintenant si, comme le veulent certains auteurs, il y a non-seulement identité morphologique, mais encore même signification pathologique.

Si l'anatomie pathologique s'est déclarée jusqu'à ce jour impuissante à établir la spécificité de l'inflammation tuberculeuse, si la clinique, bien que nous montrant quelques particularités saisissantes, ne suffit pas à nous faire toucher du doigt la vérité, peut-être celle-ci pourra-t-elle nous arriver par la voie de la physiologie expérimentale; cette branche de la science, déjà si féconde en résultats pratiques, est peut-être appelée à nous fournir le *criterium* de certitude indispensable, sur une question où planent encore, sinon des erreurs, au moins bien des incertitudes : pour le lupus le problème à résoudre est des plus simples. Étant donné que toute substance tuberculeuse vraie, inoculée à des animaux susceptibles d'être infectés, reproduit la tuberculose qui se manifeste, alors non plus localement, mais par une généralisation à laquelle l'animal succombe, savoir si le produit lupeux tuberculeux, soigneusement séparé et inoculé, produira, soit des affections localisées analogues aux affections scrofuleuses, soit la tuberculose généralisée; et nous aurons dans ces faits expérimentaux, établis avec toute la rigueur scientifique qu'il faut apporter dans des expériences de ce genre, une véritable pierre de touche qui nous permettra d'affirmer que tel produit est ou n'est pas tuberculeux.

L'idée première de ces faits expérimentaux, pour n'en être pas absolument récente, ne date pas de bien loin. Leur application repose sur le grand principe de la transmissibilité de la tuberculose dont la démonstration restera à jamais acquise à la gloire de Villemin. Lorsque, à une époque où la théorie de la dualité des phtisies régnait encore en souveraine, l'auteur éminent que nous avons cité vint établir par des expériences méthodiques en 1865 que le produit tuberculeux était avec son unicité pathologique transmissible de l'homme aux animaux par la voie de l'inoculation, une véritable révolution scientifique s'opéra ; de toutes parts on se mit à l'œuvre, surtout en France et en Allemagne. La grande découverte de Villemin passa et repassa au creuset de la vérification. Mais aujourd'hui toutes les tempêtes se sont apaisées et toutes les opinions se sont inclinées devant l'indéniable réalité d'un simple fait expérimental.

La question des pseudo-tuberculoses expérimentales mise en avant par Cohneim et Frankel, soutenue en France par d'ardents défenseurs et avec le plus grand mérite par M. H. Martin, ne vient ici que confirmer la doctrine.

Qu'importe en effet, que des corps étrangers de toute nature et de toute forme, introduits dans les tissus animaux, produisent une tuberculose apparente qui revêt seulement de l'affection tuberculeuse vraie quelques caractères anatomiques, mais qui en diffère absolument par les caractères cliniques et surtout par le dénoûment pathologique. La tuberculose, telle qu'il faut l'entendre, emprunte son caractère de malignité et de généralisation à un principe spécifique, et tant que ce principe fait défaut, il n'y a plus lieu d'appliquer cette nomination ; cela ne peut servir qu'à surcharger inutilement le langage scientifique. Ce principe essentiel caractérisant les produits tuberculeux, sans vouloir aller pour le moment aussi loin que Klebs qui le reconnait dans le *monas tuberculosum*, cet agent spécifique existe ; il se reconnaît au processus toujours le même qu'il imprime à un organisme qui en est infecté : peut-on le remplacer expérimentalement par du sable, de la poudre de lycopode, du poivre de Cayenne, de la poudre de cantharides, etc. ? Nous ne le supposons pas.

Faut-il pour cela rejeter les tuberculoses locales ? Loin de nous cette pensée. Il est en effet certaines lésions, néoplasmes ou autres, déjà sous la dépendance d'une diathèse tuberculeuse et même scrofuleuse qui possèdent cet agent virulent et infectieux susceptible de reproduire l'affection avec toute sa généralisation et les conséquences fatales qui en découlent. Déjà de nombreuses expériences forment un faisceau de preuves irréfutables. C'est ainsi que chez le cobaye qui ne devient jamais spontanément tuberculeux, les produits caséeux de la tuberculisation prostatique et épididymique de l'homme ont constamment donné une tuberculose généralisée. Il en a été de même, pour quelques dégénérescences ganglionnaires, certaines arthrites fongueuses, et même pour une variété de périostites d'une nature spéciale, soit sous la dépendance d'un état diathésique tuberculeux ou scrofuleux, soit indépendantes de ces deux diathèses.

M. Kiéner, en insérant dans le tissu cellulaire sous-cutané des fongosités provenant de tumeurs blanches et reconnues tuberculeuses par l'examen histologique, a déterminé deux fois chez le cobaye une tuberculose généralisée.

Trois fois le même résultat a été obtenu en injectant dans la cavité abdominale du cobaye du pus provenant d'abcès froid ; *une fois* en insérant dans la cavité abdominale du même animal des fragments de fongosités d'un trajet fistuleux périostique du dos de la main. Il est vrai que le sujet porteur de cette dernière affection était déjà manifestement tuberculeux.

Quant à ce qui concerne le lupus, les deux expériences que nous allons rappeler sont, comme on le verra, absolument négatives. Elles tendent à faire ranger ce néoplasme dans une classe spéciale, indépendante de la tuberculose de la peau, et ne se rattachant pas toujours à la diathèse scrofuleuse, bien que le terrain sur lequel il se développe soit le plus souvent scrofuleux. Mais ce n'est pas là un fait absolu, puisque sur un malade dont l'observation est relatée à la fin de ce travail, il n'y avait aucun antécédent diathésique scrofuleux ou lymphatique. Jonathan Hutchinson constate également que si le plus souvent le lupus survient chez les scrofuleux, nombre de fois aussi on ne rencontre nulle trace de cette diathèse.

Moritz Kaposi fait la même remarque.

M. Besnier combat cette remarque de Kaposi et admet que tout sujet porteur du lupus est un scrofuleux au même titre que tout individu portant un syphilome est un syphilitique. Nous ne connaissons pas à cet égard l'opinion des éminents dermatologistes de l'école actuelle ; il ne nous viendra jamais à l'esprit de nous élever contre l'autorité des savants traducteurs et annotateurs du livre de Kaposi ; qu'il nous soit seulement permis de dire que l'opinon de M. Besnier est peut-être trop exclusive et qu'elle est infirmée partiellement par un certain nombre de faits.

RECHERCHES EXPÉRIMENTALES SUR L'INOCULABILITÉ DU LUPUS TUBERCULEUX.

Nous devons à la parfaite obligeance de M. le professeur agrégé Kiéner, chef du laboratoire d'histologie au Val-de-Grâce, l'honneur de pouvoir reproduire les expériences suivantes, d'une rigueur scientifique absolue. Nous ne pouvons que regretter ici que les essais n'aient pas été plus nombreux et ne nous aient pas permis d'apporter des conclusions formelles et absolues. Nous croyons savoir que des expériences du même genre sont actuellement en voie de réalisation et qu'elles seront l'objet d'une publication ultérieure de la part de M. Kiéner. De notre côté, si les circonstances le permettent, notre dessein est de poursuivre cette étude intéressante à tous les points de vue.

Les expériences avaient pour but la solution de ces deux questions :

1° *L'inoculation du lupus donne-t-elle aux animanx la tuberculose* ;

2° *L'inoculation du lupus peut-elle produire une affection localisée analogue au lupus lui-même.*

En un mot il s'agissait de savoir si le lupus inoculé à des animaux produirait soit une manifestation locale se rapprochant de la lésion primitive, soit une manifestation générale qui démontrerait la nature, la signification pathologique de l'affection.

Le malade porteur du lupus qui a servi pour ces essais d'inoculation est celui dont l'observation entière est publiée à la fin de ce travail ; à son entrée à l'hôpital, il présente à la racine de la cuisse gauche, du côté interne une plaque en relief, plus large que la paume de la main, irrégulièrement déchiquetée, molle, indolente et d'un rouge violacé. La surface de cette plaque est plissée en plusieurs points, mamelonnée en d'autres. Plusieurs de ces mamelons sont recouverts d'une croutelle lamelleuse et très adhérente, mais sans ulcération, car si on les arrache on fait saigner le tissu sous-jacent. Autour de cette plaque sont disséminés quelques tubercules saillants, isolés, rouges, violacés ou bruns, du volume d'un pois environ. Deux de ces tubercules sont excisés et examinés par M. Kiéner, qui nous a bienveillamment communiqué le résultat de ses recherches ; la substance tuberculeuse soigneusement isolée est ensuite inoculée à deux cobayes, nous décrivons plus loin le résultat de l'inoculation.

1° *Examen d'un tubercule isolé au voisinage d'un lupus de la cuisse*, 29 octobre 1880.

Cette très intéressante tumeur, durcie dans l'alcool peu de minutes après l'excision, a été divisée en coupes fines que l'on a colorées par le picro-carmin.

Le néoplasme intéresse le corps papillaire et la couche la plus superficielle du derme et présente la structure indiquée ci-après. Dans la tumeur elle-même, on voit que le corps papillaire est généralement effacé mais que de distance en distance, l'épiderme enfonce dans la tumeur des prolongements plus ou moins longs et épais ; quelques-uns de ces prolongements correspondent aux gaînes des poils dont l'épithélium est hyperplasié, d'autres prolongements n'ont aucune connexion apparente avec les poils ; bien qu'on ne puisse pas affirmer qu'ils n'ont pas eu pour point de départ un follicule pileux ou une glande sébacée. Dans ces volumineux bourgeons épithéliaux, les cellules présentent la tendance à se pelotonner pour former des *globes perlés* analogues à ceux qu'on rencontre dans la plupart des irritations épidermiques.

Le tissu propre de la tumeur se compose de deux parties très distinctes :

1° Un *stroma* de tissu embryonnaire, formé d'une trame fibreuse délicate et de nombreuses cellules fusiformes ou arrondies.

2° *Des îlots circulaires ou ovalés* et des traînées plus ou moins allongées résultant de l'agglomération de grosses cellules épithélioïdes ; ces îlots et ces traînées ont pris par l'action du picro-carmin une *teinte jaune* qui les différencie très nettement du stroma embryonnaire *coloré en rouge.*

Un examen plus attentif de ces îlots montre pour un certain nombre d'entre eux une agglomération de cellules, disposées sans ordre et sans substance unissante, ayant un protoplasma abondant, granuleux, coloré en jaune (d'où leur dénomination d'épithélioïdes) et un ou deux noyaux ; leur contour est assez irrégulier et présente quelquefois des prolongements filiformes par lesquels elles s'anastomosent. Un certain nombre d'îlots (follicules) montrent un arrangement tout à fait caractéristique de ces cellules ; au centre est une cellule géante et rameuse à noyaux multiples ; à la périphérie, une rangée de cellules régulièrement disposées comme un épithélium de revêtement, c'est à peu près la disposition connue en pathologie tuberculeuse sous le nom *de follicule tuberculeux.*

Enfin d'autres îlots sont constitués par une cellule géante ordinairement cylindrique ou en massue. Ces figures paraissent avoir la même signification que dans le tubercule et je les considère comme les sections transversales, longitudinales ou obliques de vaisseaux capillaires, de calibre variable, oblitérés par la prolifération épithélioïde de leur endothélium.

L'auteur de cette observation ajoute les commentaires suivants. « Le néoplasme lupeux ne serait dès lors, comme le néoplasme tuberculeux, qu'une petite nodosité de tissu conjonctif embryonnaire dont les vaisseaux tendent à s'oblitérer par une dégénérescence particulière, ce qui entraîne la destruction nécrobiotique de toute la masse. N'y a-t-il donc pas une différence entre le lupus et le tubercule au point de vue anatomique ? Quelques images, d'interprétation difficile dans mes préparations, me disposeraient à penser que dans certains vaisseaux l'évolution endothéliale tend à la formation de cellules non-seulement épithélioïdes, mais épithéliales et semblables aux cellules du corps muqueux de Malpighi. Ce sont peut-être des figures pareilles qui ont amené Rindfleisch à ranger le lupus parmi les néoplasmes épithéliaux, contrairement à l'opinion généralement adoptée qui en fait un néoplasme conjonctif. »

Tel fut le résultat de l'analyse faite par M. le professeur agrégé Kiéner, chef du laboratoire d'histologie au Val-de-Grâce. Nous avons le regret de ne pouvoir reproduire les belles et nombreuses préparations microscopiques qui nous ont été montrées, elles concordent parfaitement avec les dessins figurés dans la thèse inaugurale du Dr Larroque à Lyon, excellente monographie sur l'anatomie pathologique du lupus (Lyon, thèse de Larroque, octobre 1880), et aussi avec les belles gravures consignées dans le nouveau traité des affections cutanées de Moritz Kaposi (traduction de Doyon et annotations de Besnier, Paris 1880).

Nous avions affaire à n'en pas douter au lupus tuberculeux, tel qu'il se montre à la face et sur tous les autres points du corps. C'est avec la substance tuberculeuse extraite de la même plaque lupique et soigneusement isolée des tissus sains que l'inoculation fut tentée. Voici du reste le résultat, tel que nous le devons à l'obligeance de notre savant maître.

Inoculation de lupus à deux Cobayes. — Résultat négatif.

Le 16 décembre 1880 deux jeunes cobayes bien portants, l'un mâle, l'autre femelle sont inoculés avec des papules de lupus, provenant d'un malade du service de M. le professeur Mathieu (voir l'examen histologique de ce lupus plus haut, et l'observation entièrement reproduite à la fin de cet ouvrage).

Le cobaye femelle est inoculé par l'insertion d'une demi-papule (les papules avaient la dimension d'une lentille), sous la peau de la région abdominale. Le cobaye mâle est inoculé par l'introduction dans la cavité abdominale d'une papule entière.

Cobaye mâle. — Le 23 décembre c'est-à-dire sept jours après l'inoculation, la plaie abdominale est déprimée et entourée par un bourrelet épais et dur ; l'induration très profonde semble se continuer dans la cavité abdominale ; un ganglion du volume d'un grain de blé à la région inguinale présente la même dureté que le bourrelet sus indiqué. A partir du 1er janvier, cette induration commence à décroître et se réduire peu à peu à une tumeur circonscrite du volume d'un pois dont le sommet est *exulcéré et recouvert d'une croûte sèche.*

Le ganglion inguinal n'existe plus. *Le 4 février*, l'animal étant bien portant, gras et musclé, très vif est sacrifié par strangulation. La petite tumeur et l'ulcère linéaire persistent au niveau de la plaie abdominale. La paroi abdominale étant incisée et relevée, on remarque que cette induration composée de deux nodosités intestinales, intéresse toute l'épaisseur de la paroi et fait saillie à la surface interne ; l'épiploon adhère par une bride.

Tous les organes sont parfaitement *sains*, sauf un piqueté hémorrhagique à la surface des poumons, dû à la strangulation, *aucun nodule tuberculeux pulmonaire.* Les muscles sont d'un beau rouge, le cobaye est gras.

Cobaye femelle. — Le 23 décembre, sept jours après l'inoculation, on constate une papule indurée du volume d'un petit pois avec croûte centrale déprimée, au niveau du point inoculé, un ganglion gros comme un grain de blé à la région inguinale correspondante. Cette petite tumeur décroît ensuite graduellement et n'est déjà plus appréciable vers le 10 janvier ; le ganglion inguinal a disparu. Le cobaye est très bien portant, il met bas le 20 janvier un petit, vigoureux, à terme. Ce petit est le produit des *deux cobayes inoculés* qui ont été isolés depuis le 16 décembre. A la date du 4 février 1881, le cobaye et son petit *se portent très bien.*

Une première conclusion à tirer de ces expériences, est que le lupus n'est pas susceptible de produire chez le cobaye la tuberculose généralisée, à l'inverse de ce qui se passe chez cet animal par l'inoculation de produits caséeux, de nature tuberculeuse ou scrofuleuse et d'origine quelconque, ganglionnaire, parenchymateuse, périostique ou osseuse.

Le cobaye est infecté sûrement par ces produits spécifiques à principe virulent et inoculable, rien d'analogue ne s'observe après l'inoculation du lupus ; l'état général n'est modifié en aucune manière ; ainsi dans ces expériences le cobaye mâle sacrifié n'a pas présenté d'altération organique appréciable ; il était gras et bien musclé, un simple piqueté hémorrhagique se dessinait à la surface des poumons, mais ce fait s'observe chaque fois qu'un animal est tué par strangulation. La femelle n'est nullement inquiétée par le fait de l'inoculation, elle met bas un petit produit des deux cobayes inoculés et à la date du 4 février 1881, trois mois après l'inoculation, tous deux sont vigoureux et doués d'une grande agilité.

Quant au résultat local de l'inoculation, il a montré des particularités intéressantes. Le premier cobaye a présenté une tumeur pisiforme, puis un ulcère entouré d'un bourrelet dur et profond. Vers le 1er janvier, quinze jours après l'inoculation, l'ulcère a commencé à guérir et avant la fin du mois, il n'en restait plus aucune trace appréciable.

Le deuxième cobaye a présenté les mêmes phénomènes avec une induration plus profonde et un empâtement plus étendu de la paroi abdominale. Il était d'un grand intérêt, que l'examen histologique de cette induration avec ulcère, fût pratiqué, à l'effet de constater si la lésion locale observée offrait des analogies morphologiques avec le lupus, ou avec un néoplasme tuberculeux localisé. Grâce à l'extrême bienveillance de M. Kiéner, nous pouvons reproduire *in extenso* le résultat de l'analyse anatomo-pathologique.

« L'ulcère déprimé en cul-de-sac et couvert d'une croûte brune, repose sur une tumeur pisiforme, circonscrite, dure comme l'induration d'un chancre syphilitique et proéminente dans la cavité abdominale.

Aucune traînée inflammatoire dans le voisinage de cette tumeur. Les ganglions de l'aisselle et de l'aine sont sains. Les coupes passant par le centre de l'ulcère montrent une petite masse de pus compacte, à leucocytes plus ou moins conglomérés; cette petite masse, dure et desséchée à la surface de la peau, forme la croûte brune mentionnée : l'induration est constituée par des faisceaux entrecroisés de tissu fibreux ou sarcomateux, sillonné de vaisseaux capillaires à endothélium tuméfié, rempli de leucocytes ; à mesure qu'on se rapproche de l'abcès central, ce tissu est de plus en plus chargé de petites cellules rondes migratrices.

« Dans les parties profondes de l'induration, on remarque des îlots arrondis ou de contour irrégulier, entourés de toutes parts par le tissu fibreux ; ils sont formés par un amas de cellules épithélioïdes à protoplasma coloré en jaune par le carmin, de *cellules géantes* n'offrant aucun arrangement régulier. Dans chacun de ces îlots, on remarque un certain nombre de fragments de poils introduits évidemment dans la plaie avec le fragment de lupus. Ces fragments de poils sont profondément altérés, déchiquetés, sur leurs bords. Les *cellules géantes* mentionnées plus haut, sont ordinairement situées sur leurs bords et les entourent d'un anneau complet.

« A mon sentiment, cet ulcère ne présente aucun caractère spécifique. Il reproduit l'ensemble des caractères communs aux ulcères chroniques à cellules géantes avec cette circonstance que la formation des *cellules géantes* est manifestement provoquée par la présence de corps étrangers dont elles paraissent destinées à obtenir la résorption. C'est la reproduction accidentelle des faits publiés par Weiss.

« La comparaison de cet ulcère avec les ulcères tuberculeux obtenus par l'introduction dans l'abdomen d'un fragment de nature tuberculeuse, m'a montré de *notables différences*. Dans ce dernier cas l'induration n'est pas circonscrite, elle est le point de départ de traînées nodulaires rayonnant au loin dans une direction déterminée par le trajet des vaisseaux sanguins. Les coupes montrent que la tumeur principale résulte du groupement d'une infinité de petits nodules à centre caséeux. Des traînées de cellules épithélioïdes relient entre eux ces nodules et fréquemment on peut reconnaître qu'elles correspondent au trajet de vaisseaux capillaires. Les cellules géantes sont rares et de petite dimension dans les lésions tuberculeuses du cobaye. Dans les ulcères dont je viens de parler, on en rencontre parfois de volumineuses embrassant les fragments de poil introduits accidentellement dans la plaie. »

Ce dernier examen histologique nous montre que la lésion locale produite au point inoculé n'avait ni les caractères cliniques, ni les caractères histologiques du lupus. En effet cette induration, limitée au niveau de la piqûre abdominale, était guérie en quinze jours chez le premier cobaye, et offrait chez le second au moment où l'animal a été sacrifié, une très notable diminution. Ce n'est pas là la marche du lupus, affection chronique et de longue durée. Ensuite l'induration n'offre de commun avec le lupus que les cellules géantes, mais celles-ci, nous le savons, se produisent dans toutes les inflammations provoquées expérimentalement par un corps étranger.

De l'ensemble de ces faits il nous est donc permis de tirer les conclusions suivantes :

I. — Le lupus n'est pas un néoplasme tuberculeux susceptible de donner la tuberculose généralisée à un animal inoculé, et à ce point de vue il ne doit pas rentrer dans le cadre de la tuberculose cutanée locale, dont les produits donnent constamment un résultat diamétralement opposé.

Toutefois nous devons ajouter que contradictoirement à ses expériences, M. Grancher cite un auteur allemand, Max Schuller, comme ayant obtenu quatre fois des résultats affirmatifs. Le tissu du lupus soumis par lui à la culture, et injecté directement à la dose d'une seule goutte a donné non-seulement une tuberculose locale, mais encore une tuberculose généralisée. Cependant M. Kiéner, opérant toujours dans des conditions identiques d'expérimentation, et avec toute la rigueur scientifique qu'il montre dans ces sortes d'expériences, a obtenu deux résultats absolument négatifs ; la question reste donc encore à l'étude, jusqu'à ce que de nouveaux faits viennent l'élucider complètement.

II. — Le lupus, considéré comme une scrofulide, ne doit pas être envisagé au même titre que certains produits scrofuleux qui peuvent infecter un organisme inoculé et déterminer une caséification généralisée. Tels sont par exemple les faits cités plus haut, au sujet de certaines dégénérescences ganglionnaires, arthrites ou périostites fongueuses chez des sujets dont la diathèse scrofuleuse était incontestable et dont les produits inoculés au cobaye ont tuberculisé cet animal.

III. — Le pus inoculé à un cobaye ne reproduit pas un lupus, ni même une lésion locale analogue. On n'obtient pas d'autre effet que celui qui est produit par exemple avec n'importe quel corps étranger introduit dans les tissus. Qu'on remplace la substance lupeuse par un fragment de moelle de sureau, pour ne citer qu'un fait expérimental, on obtiendra le même résultat, savoir une induration circonscrite au point inoculé, une masse centrale formée par du pus concrété, mais pas de traînées nodulaires rayonnant au loin dans le sens des vaisseaux sanguins, ainsi que cela s'observe toujours lorsqu'on injecte de la substance tuberculeuse vraie.

Donc le lupus n'est pas reproduit par l'inoculation chez les animaux. Reste à savoir s'il peut se reproduire artificiellement chez l'homme. Nous donnons ci-après le résultat négatif d'un essai d'auto-inoculation.

RECHERCHES EXPÉRIMENTALES SUR L'AUTO-INOCULABILITÉ DU LUPUS TUBERCULEUX

M. Vidal, médecin de l'hôpital Saint-Louis, dans une communication faite au Congrès médical international de Genève, s'exprime ainsi.

« La méthode expérimentale à laquelle l'étude de la syphilis a dû ses plus précieuses conquêtes est appelée à faire avancer nos connaissances en dermatologie. Au point de vue de la science tout aussi bien qu'au point de vue pratique, les expériences d'inoculation des lésions cutanées me semblent devoir fournir des éléments de progrès. »

Et il conclut de ses recherches et de celle des *rares* expérimentateurs dont les travaux sont parvenus à sa connaissance que l'on peut reproduire soit sur l'individu porteur de l'affection, soit sur l'homme sain : 1° la pustule de l'ecthyma ; 2° la vésico-pustule de l'impétigo ; 3° la vésicule de l'herpès ; 4° la bulle du pemphygus épidermique des nouveau-nés. Ces affections, dit-il, sont inoculables et auto-inoculables. D'autres lésions bien que parfaitement caractérisées et typiques, ne sont pas inoculables, ainsi l'eczéma, l'hydroa, l'herpès zona, le pemphigus diutinus et peut-être le molluscum contagiosum ou acné varioliforme.

Il était sans doute intéressant après cette déclaration scientifique et pour satisfaire au légitime désir de M. Vidal de faire quelques recherches en ce sens au sujet du lupus tuberculeux ; un essai d'auto-inoculation a été tenté et nous devons à la bienveillance de M. le professeur Mathieu d'en pouvoir reproduire le résultat.

Le malade qui a servi pour l'essai d'auto-inoculation est celui dont l'observation entière est publiée à la fin de ce travail à l'article du traitement. Il portait à la partie supérieure et interne de la cuisse gauche un lupus, dont l'examen microscopique a été fait par M. Kiéner, et dont la description minutieuse a été faite plus haut.

Une papule de ce lupus est isolée, par le raclage on détache la substance tuberculeuse, et avec une lancette on la porte dans un point correspondant et symétrique de la cuisse droite. Le troisième jour, une zône rouge est constatée autour de la piqûre. Le cinquième jour une petite élevure apparaît, devient plus manifeste le sixième et le septième jour et un instant l'on put croire, qu'un lupus allait se former et se développer dans cette région ; mais le huitième jour la papule qui avait atteint déjà le volume d'un haricot commença à s'affaisser, diminua de plus en plus, et au quinzième jour, avait complètement disparu sans laisser de traces appréciables. Ce résultat négatif ne permet pas de conclure d'une manière certaine à la non auto-inoculation du lupus ; l'expérience demande à être renouvelée. Au moment où nous écrivons ces lignes, un essai du même genre est de nouveau tenté dans le service hospitalier des affections cutanées au Val-de-Grâce. Il y aura lieu d'en indiquer le résultat ultérieur, et d'approfondir cette question de l'inoculabilité et de l'auto-inoculabilité du lupus, étude intéressante à tous les points de vue.

CHAPITRE III

TRAITEMENT DU LUPUS TUBERCULEUX

La thérapeutique du lupus pourrait, à elle seule, faire le sujet d'une volumineuse thèse inaugurale. Le cadre de ce travail ne pouvant comporter d'aussi grands développements après avoir dit un mot du traitement interne, nous insisterons spécialement sur les nouvelles méthodes du traitement externe, thérapeutique toute locale qui est une des plus belles conquêtes de la dermatologie actuelle.

On ne doit pas, dit M. Besnier, « considérer comme sans appel toutes les déclarations d'impuissance faites à l'égard de la thérapeutique interne appliquée au lupus. Tout en vulgarisant avec la plus vive sollicitude les moyens de traitement externe les plus perfectionnés, nous nous gardons de nier la possibilité de la guérison par des agents internes et nous engageons vivement ceux que ces questions intéressent à chercher sans relâche. »

M. le professeur Fournier, dans une excellente clinique sur le lupus tuberculeux, après avoir déclaré qu'on n'est pas encore bien d'accord sur les résultats du traitement interne antiscrofuleux, exprime son opinion en disant : « La vérité est que ce traitement rend des services et surtout diminue les chances de récidive.

Il nous a été donné également d'entendre M. Hardy insister sur la nécessité absolue du traitement nterne, recommander les reconstituants, les amers, l'huile de foie de morue, l'iodure de potassium, l'iode métallique, l'iodure de fer, les ferrugineux, les sulfureux, surtout en bains, le chlorure de sodium, et préconiser la formule suivante qui aurait toujours donné de bons résultats :

Eau	300	grammes.
Iodure de potassium.	15	—
Chlorure de sodium	10	—

L'éminent professeur insiste surtout sur l'exercice, l'hygiène, le séjour sur les bords de la mer, les eaux minérales, eaux sulfureuses, chaudes. Aix-la-Chapelle, Luchon, Barèges, Dax. Eaux chlorurées, salines. Nécessité de combattre l'affection dès qu'on s'en aperçoit.

Le grand nombre de moyens proposés prouve surabondamment qu'on n'en connaît pas de réellement efficace. En effet, les cas de lupus guéris par les seules forces du traitement interne sont assez rares. Neumann a vu un lupus d'un diamètre d'une pièce de cinq francs disparaître seulement au bout d'un an, malgré l'administration journalière et continue d'un gramme d'iodure de potassium. Bazin, on le sait, administrait aux malades atteints de lupus des doses réellement énormes d'huile de foie de morue (300 grammes) en vue de la régression spontanée de la lésion.

D'autres praticiens ont épuisé dans ce but toutes les ressources de la thérapeutique interne. On peut les diviser en deux camps.

Les uns, visant la nature supposée syphilitique de l'affection, ont donné le mercure, l'iode et tous les antisyphilitiques connus, sous toutes leurs formes et avec leurs diverses combinaisons.

Les autres, plus nombreux, cherchant à combattre la diathèse scrofuleuse ont prodigué les reconstituants, l'huile de foie de morue, l'iodure de fer, l'huile animale de Dippel, lés amers, le chlorate de chaux, de baryte, d'antimoine, etc. etc. Chaque praticien a cherché à résoudre différemment la solution de ce problème sinon impossible, du moins difficile ; la médication arsénicale est quelquefois dangereuse et toujours impuissante.

Nous devons mentionner ici particulièrement l'emploi de l'iodoforme à hautes doses, médication actuellement à l'ordre du jour. Nous trouvons en effet dans les *Annales de dermatologie* (1880) et dans les annotations du livre de Kaposi, par M. E. Besnier, que plusieurs malades en cours d'expérience publique sont en ce moment traités à Saint-Louis par l'iodoforme à l'intérieur et que les résultats sont très encourageants. « Nous avons vu guérir cette même année, dit l'auteur, deux cas de lupus érythémateux au cours du traitement par l'iodoforme à haute dose, l'un avait son siège à la face, l'autre à la face et au dos de la main. Pour ce dernier, nous avons pu faire constater la guérison avant la fin du troisième mois ». « Si nous n'avons encore guéri aucun cas de lupus érythémato-tuberculeux, ni tuberculeux par l'iodoforme à haute dose à l'intérieur, nous croyons pouvoir affirmer que l'usage prolongé de ce médicament constitue un appoint important à la thérapeutique du lupus dans toutes ses formes. »

En définitive, en fait de médicaments internes, il n'en est aucun qui puisse déterminer la régression d'un lupus existant ou empêcher une récidive ; le lupus ne peut être guéri que par des moyens locaux, et on peut dire avec Jonathan Hutchinson qu'en dehors de l'intervention chirurgicale, il n'est pas de salut thérapeutique pour cette affection.

Or, comment la chirurgie intervient-elle dans le traitement du lupus ? De deux manières : chimiquement et mécaniquement. Au point de vue chimique, nous pourrions citer les nombreux agents de la cautérisation potentielle et leur mode d'action spécial, si nous ne savions que la vogue dont ils ont joui pendant un temps n'est plus en crédit aujourd'hui, et qu'ils cèdent successivement le pas à une méthode plus inoffensive, plus sûre et plus efficace sur laquelle nous insisterons.

Nous avons vu M. le professeur Hardy recommander les applications de pâte de Vienne, et surtout ce moyen souvent employé par lui et qui lui aurait donné les meilleurs résultats et que nous citons bien qu'il ne rentre pas dans les caustiques, et qu'il doive être considéré comme simplement résolutif : applications topiques d'iodure de mercure et d'axonge, dans les proportions variables, tantôt à parties égales, tantôt 1/4 d'iodure de mercure pour 3/4 d'axonge.

Kaposi fait encore jouer un grand rôle aux caustiques chimiques à peu près de nos jours abandonnés en France. On a employé jusqu'ici le nitrate d'argent soit en crayon, soit en solution aqueuse. Le chlorure de zinc qui a joui d'une certaine faveur, la pâte de Canquoin, celle de Landolfi, le caustique arsénical de frère Côme, l'arsenic intus et extra, et toutes ses préparations qui sont loin d'être sans danger ; Kaposi cite un cas de mort par intoxication arsénicale, dans le traitement du lupus ; *différents acides* : pyrogallique, phénique, l'acide prussique glycériné (Tilbury Fox), l'acide chromique, le nitrate acide de mercure ; *diverses pommades* : au protoiodure, au biodure de mercure, à l'iodure de soufre ; l'onguent citrin, l'emplâtre mercuriel.

Le chlorure d'or fut longtemps en honneur à l'Antiquaille à Lyon.

Tous ces agents, dit M. Besnier, sont à rejeter malgré l'autorité des hommes éminents qui les ont préconisés. Le rôle des caustiques chimiques est bien amoindri ; ils demandent à être maniés avec prudence, et il faut pour cela une main très expérimentée.

Il nous reste à parler du traitement mécanique qui comprend trois grandes méthodes sur lesquelles nous entrerons dans quelques développements.

Le râclage. — L'idée d'enlever les néoplasmes à l'aide du râclage par la cuiller tranchante ne reçut pas son application première dans la thérapeutique locale du lupus. Sédillot d'abord, Bruns ensuite s'en servirent pour les affections des os (évidement). Ce ne fut qu'en 1870, que Volkmann de Halle le préconisa contre les maladies de la peau, le lupus en particulier, Volkmann l'employait soit pour enlever de la surface de la peau des produits de sécrétion qui s'y sont déposés, soit pour râcler des néoplasmes qui se sont formés dans les téguments. Au début de nos études à Lyon, c'était à l'époque où Aubert y importait directement d'Allemagne la méthode de Volkmann, il y eut une sorte d'engouement pour ce procédé. On l'appliqua contre les excroissances de toute nature, végétations syphilitiques ou autres, plaques lupeuses ; nous avons pu voir enlever en quelques minutes et avec une manœuvre opératoire des plus simples, d'énormes végétations en choux fleurs de la marge de l'anus. Il nous fut toutefois permis de constater que bien que le tissu se détachât facilement, une grande quantité de sang s'écoulait de la surface râclée; il est juste de dire qu'une compression quelconque avait bien vite raison de cette hémorrhagie en nappe. En dehors de son action destructive des tissus malades, le râclage partage aussi avec les autres méthodes mécaniques, une action dépendant de l'effet physiologique provoqué dans les tissus, irritation substitutive qui aboutit à la formation d'un tissu cicatriciel définitif.

On connut peu à peu à Lyon les quelques inconvénients de cette nouvelle méthode, inconvénients signalés aussi par Hébra, à savoir que la cautérisation est ultérieurement nécessaire, soit pour compléter la destruction du lupus, soit pour prévenir le bourgeonnement excessif des surfaces. Aussi Dron déclare-t-il insuffisant le simple procédé du râclage, et il y ajoute la cautérisation par le feu, méthode que nous renvoyons pour plus de clarté à la fin de ce chapitre.

Comme le fait remarquer le Dr Arnozan de Bordeaux, dans un travail original intitulé, « contribution à l'étude du traitement du lupus tuberculeux », la méthode du râclage ne parut insuffisante entre les mains des premiers expérimentateurs que par suite de son application imparfaite tout d'abord. M. Besnier d'un côté, Balmanno Squire de l'autre ont fait fabriquer des curettes de grandeur variée et en diminuant le volume des curettes, parviennent à enlever jusqu'au plus petit tubercule ; la plus petite curette employée par M. Besnier n'a que trois millimètres de longueur. Le succès a répondu à son attente. Pour l'avoir vu expérimenter à Lyon, il nous restera de cette méthode, ce souvenir durable, qu'elle permet en un court espace de temps, sans faire trop souffrir le patient, puisqu'on peut faire une anesthésie locale ou générale par l'éther, qu'elle permet d'atteindre et d'enlever les lupus des orifices ou cavités naturelles, et surtout de détruire rapidement ces énormes amas lupeux, de déblayer en un mot un terrain pathologique quelconque. Reste la question des récidives sur laquelle nous reviendrons.

Scarifications. — La pratique des scarifications n'est pas nouvelle. D'après la tradition, les disciples d'Hippocrate l'employaient déjà puisqu'ils faisaient des incisions avec les extrémités tranchantes et pointues de l'ataktylis ; ce serait, suivant Auspitz à un vulgaire mécanicien de Bonn, du nom de Baunscheidt, un simple ignorant de la nature, qu'on devrait le premier scarificateur, qui avait reçu de son auteur même le titre pompeux de *réveilleur de vie.*

Ce scarificateur était composé d'un faisceau de plusieurs aiguilles projetées en avant par un ressort en spirale ; cet instrument eut un grand succès ; on en fit la panacée universelle contre les maladies de l'humanité souffrante, et ses nombreuses applications constituèrent toute une méthode le Baunscheidtisme qui fut publiée en douze langues différentes : les scarifications ponctuées appliquées au lupus, remontent à Dubini de Wilan. Veiel s'empara de la méthode et l'érigea en principe parallèlement à celle de Volkmann son maître. Ce dernier reconnaissant la supériorité de la méthode de son élève, l'adopta et c'est à

Volkmann encore que revient l'honneur de l'avoir vulgarisée, il la recommande comme le meilleur traitement du lupus dans les cas d'infiltration non ulcéreuse, mais diffuse, et lorsque la peau présente une tuméfaction anormale ou une vascularisation trop grande.

L'opération peut se faire soit avec un bistouri pointu à lame étroite, en faisant des milliers de piqûres de 2^{mm} de profondeur et plus ; ou bien avec la lancette à vaccination et même la simple aiguille à cataracte, ou enfin l'instrument d'Ernest Veiel, faisceau de six petites lancettes enfoncées en même temps.

Balmanno Squire modifia la méthode de Volkmann. Au lieu de faire les scarifications ponctuées, il les fit linéaires : 1° râclage d'abord avec petites curettes, puis scarifications linéaires comme moyen de perfectionnement.

M. Vidal apprit directement de Balmanno Squire cette méthode, et laissant de côté le râclage préalable antérieur aux scarifications linéaires, l'éminent praticien de Saint-Louis a érigé ce dernier mode de traitement à la hauteur d'un principe thérapeutique, et le succès dépassant toutes les espérances, cette méthode tend à se vulgariser de jour en jour ; nous n'entrerons pas dans la description complète du manuel opératoire, nous insisterons sur les traits principaux.

1° Anesthésie locale, soit par l'appareil de Richardson, soit un mélange réfrigérant quelconque.

2° Avec une aiguille droite à bords tranchants, ou seulement à pointe tranchante montée sur un manche analogue à celui des aiguilles à cataracte, on couvre la plaque lupeuse préalablement mise en relief par les doigts d'un aide de hachures limitant des espaces losangiques de peau de deux millimètres de largeur environ ; ces hachures doivent se prolonger un peu en dehors de la périphérie de la plaque, pour bien atteindre tout le tissu pathologique : elles sont faites à la manière de l'ombre d'un dessin à la plume ; la profondeur à atteindre est déterminée par le degré de résistance rencontré, très faible pour le tissu malade, très fort pour le tissu sain.

Les petits espaces circonscrits par le passage des aiguilles, contiennent encore des sommets de papilles qui serviront à la génération ultérieure d'un tissu cicatriciel : d'où la nécessité, indiquée par M. Besnier, de hachurer bien perpendiculairement aux surfaces et non obliquement en fauchant (nous renvoyons le lecteur aux traités spéciaux et aux annotations du livre de Kaposi, page 280, tome II).

L'hémorrhagie est peu considérable et s'arrête facilement. Le pansement consécutif consiste dans l'application d'un topique tel que l'emplâtre rouge ou la poudre d'iodoforme. Cicatrice dès le sixième jour, moins rouge, moins prononcée que celle qui succède au râclage : les scarifications linéaires trouvent surtout leur application dans les cas de lupus galopant de la face, le lupus ulcéreux, le lupus vorax, congestif et hypertrophique.

Ici le succès est rapide, certain, merveilleux, dit M. Besnier : La question des récidives n'est pas encore bien jugée ; le plus ordinairement une seule séance de scarifications ne suffit pas, il en faut un plus ou moins grand nombre, suivant diverses conditions, savoir l'étendue de la plaque, la tolérance de l'opéré et la manière dont l'opération est exécutée (note des traducteurs, Kaposi, ouvrage cité). On peut aussi employer pour les scarifications linéaires soit des bistouris très fins, soit des instruments spéciaux, scarificateurs. Nous avons pu poir par nous-même les résultats surprenants obtenus dans les divers services à l'hôpital Saint-Louis. Nous aurions pu relater bon nombre d'observations assurément intéressantes, mais qui n'auraient fait qu'affirmer ce que nul ne conteste: la supériorité de la nouvelle thérapeutique locale du lupus.

Il semblerait après toutes ces considérations que notre tâche est terminée ; nous venons en effet de décrire deux méthodes thérapeutiques qui peuvent, à la rigueur, suffire pour tous les lupus, avec indication plus particulière de l'un ou de l'autre procédé suivant les cas.

Il ne nous resterait donc plus qu'à clore cette discussion, si nous ne pensions qu'il est de notre devoir de rendre hommage tout à la fois à la vérité et à deux de nos maîtres en publiant quelques beaux résultats obtenus par l'emploi de la thérapeutique ignée contre le lupus.

Le cautère actuel a été employé dès le moyen-âge pour le traitement du lupus, mais la difficulté de régler l'action de la chaleur l'a empêché de se généraliser. Aujourd'hui avec les perfectionnements apportés à son emploi, on n'a plus cet inconvénient ; en Allemagne on se sert beaucoup de la galvano-caustie (Hebra, Neumann). Kaposi fait une grande application du cautère de Paquelin qu'il considère comme très utile : en Angleterre, les dermatologistes anglais, et Hutchinson en particulier déclarent en retirer de grands bénéfices. C'est ce dernier procédé qui va maintenant nous occuper.

Il nous avait été donné de voir à l'Antiquaille à Lyon,

les très beaux résultats que M. Dron obtient avec sa méthode qui consiste comme on sait en : 1° l'éthérisation générale du sujet ; 2° le râclage du lupus avec des curettes de formes différentes ; la surface cruentée est constamment lavée et essuyée par un aide au moyen d'éponges imbibées d'eau phéniquée au 26/100 ; 3° la cautérisation avec une tige olivaire, chauffée au rouge et promenée sur les surface râclées de façon à déterminer la formation d'une mince eschare noirâtre et uniforme autant que possible ; 4° pansement consécutif avec la charpie râpée et imbibée d'eau phéniquée, le tout maintenu par un bandage.

Le quatrième jour, on enlève le pansement, et on ne fait plus ensuite que des lavages à l'eau phéniquée et des applications quotidiennes de taffetas ciré trempé dans l'eau phéniquée au 1/50. La plaie se déterge vite, de nombreux bourgeons charnus apparaissent, et on a une cicatrisation rapide ; la cicatrice, d'abord rougeâtre, devient peu à peu blanche et prend l'aspect des brûlures anciennes. Elle est souple, lisse, très belle, si on a eu soin de réprimer l'exubérance des bourgeons charnus, avec des cautérisations journalières par le crayon au nitrate d'argent.

Nous citons à l'appui de nos assertions les observations suivantes recueillies dans la thèse de Larroque.

Observation I

Antoinette Bornand, 58 ans, célibataire, entre aux Chazeaux le 25 décembre 1879 avec une large plaque lupeuse, rouge brun, sur la moitié droite du visage, s'étendant de la commissure labiale à la base du maxillaire inférieur : deux gros tubercules sur le front ; le 4 janvier, malgré l'administration régulière de 3 grammes d'iodure de potassium à l'intérieur et de frictions sur la partie malade avec une pommade iodée, la plaque lupeuse est très rouge, parsemée d'ulcérations superficielles recouvertes de croûtes molles et jaunâtres.

8 *janvier.* — Anesthésie par l'éther, râclage énergique, puis fer rouge appliqué de manière à former une eschare mince, lisse, noirâtre. Pansement avec la charpie râpée, imbibée d'acide phénique, maintenu par un bandage approprié.

11 *janvier.* — Le pansement ôté laisse voir une surface d'un rouge vif avec mélange de pus et débris de l'eschare.

15 *janvier.* — La détersion de la plaie est complète; elle a très bon aspect, les bourgeons sont petits et bien venus; on les réprime par des cautérisations au nitrate.

20 *janvier.* — Deux îlots cicatriciels apparaissent au milieu et sur les bords de la plaie.

2 *avril.* — La plaie est complètement cicatrisée; les bords se confondent avec la substance voisine; la malade sort très satisfaite de l'opération qu'elle a subie.

Observation II

M..... Violet, entrée aux Chazeaux le 28 décembre 1879. Plaque lupeuse de 4 à 5 centimètres sur la joue gauche, coloration rouge brun caractéristique.

Traitement interne. — Huile de foie de morue; deux cuillerées par jour sirop d'iodure de potassium, tisane de houblon.

Traitement externe. — Frictions avec teinture d'iode : au bout d'un mois aucun résultat.

5 *février.* — Anesthésie avec l'éther, râclage et cautérisation au fer rouge, pansement, charpie râpée, imbibée d'acide phéniqûe.

7 *février.* — La réaction fébrile a été nulle ; la plaie est débarrassée de son eschare. Pansement phéniqué.

15 *février.* — Cicatrisation bien manifeste sur les bords.

25. — Il ne reste plus qu'une petite surface non encore cicatrisée au centre de la plaie.

12 *avril*. — La cicatrisation est complète depuis quelques jours, cicatrice un peu rouge et légèrement ridée.

30 *mai*. — La cicatrice est blanche, rappelant celle d'une brûlure ancienne. La malade quitte le service très satisfaite.

Observation III.

Eugénie Comte, entrée le 10 janvier aux Chazeaux; gros boutons rouges qui se sont montrés d'abord sur les joues, ont gagné en surface et ont atteint les ailes du nez. Le traitement qui a consisté d'abord en une saison aux eaux de Salins et en applications de teinture d'iode, n'a fait qu'agrandir la lésion.

Les joues, les ailes et le lobule du nez ainsi que la lèvre supérieure forment une vaste plaie bourgeonnante anfractueuse. Issue d'un pus sanieux et fétide. Tissus sous-jacents tuméfiés et mollasses, les ailes du nez et la sous-cloison sont détruites en partie. Tout au pourtour, tubercules cutanés dont quelques-uns sont ulcérés : malgré tous ces désordres locaux l'état général est assez bon.

Traitement interne. — Trois cuilllerées par jour d'huile de foie de morue, dragées d'iodure de fer, vin de gentiane, tisane de feuille de noyer, bains sulfureux.

Pansement avec la glycérine phéniquée. Résultat nul.

24 *janvier*. — Anesthésie avec l'éther, râclage complet de la moitié droite de la lésion avec des curettes graduées; cautérisation avec les fers à bout olivaire chauffé au rouge sombre, des surfaces râclées. Mince eschare noirâtre.

Pansement consécutif charpie rapée imbibée d'eau phéniquée, bandage approprié.

Le bandage est enlevé le troisième jour, on nettoie la plaie avec des compresses phéniquées. Prompte détersion de celle-ci. Des bourgeons charnus de bonne nature couvrent la plaie, on en réprime l'exubérance avec le crayon au nitrate d'argent.

28 *février*. — Un mois et quatre jours après, la cicatrice est complètement fermée, quoiqu'un peu rouge encore. A cette époque, on opère de la même manière, l'autre moitié de la face.

Le 24 avril. — La malade quitte le service. Les deux cicatrices sont encore un peu rougeâtres.

La malade revient pour se faire cautériser quelques points cicatriciels qui lui paraissent suspects. Depuis on l'a revue plusieurs fois. Les cicatrices de ces vastes plaies sont devenues *souples et blanches*.

Pour la suite de ces observations, nous avons pu savoir que les récidives n'avaient pas eu lieu et que la guérison était bien définitive.

Notre excellent maître M. le professeur Mathieu, après avoir employé dans son service hospitalier au Val-de-Grâce toutes les ressources de la médication interne et externe contre un lupus d'une ténacité désespérante et récidivant avec la plus grande facilité, eut l'idée d'appliquer le thermo-cautère de Paquelin à la destruction de cette vaste plaque lupeuse qui mesurait 18 centimètres de largeur sur 15 centimètres de hauteur. En voici l'observation détaillée.

Le nommé Espieusas Jean, soldat au 114e de ligne, est âgé de 22 ans. Au point de vue de l'hérédité, il ne présente rien de particulier à signaler. Son père est mort à 50 ans. Mère morte il y a environ 15 ans. A toujours été bien portante de son vivant. Le malade a deux sœurs qui sont en bonne santé.

Jamais pendant sa jeunesse, le malade n'a eu d'affection du côté des yeux, du nez, des oreilles, n'a jamais eu de gourmes. Jamais de glandes au cou. En somme aucune manifestation scrofuleuse.

A son entrée à l'hôpital le 19 novembre 1880, il présente à la racine de la cuisse gauche du côté interne, une plaque en relief, bien plus large que la paume de la main, irrégulièrement déchiquetée, molle, indolente et d'un rouge violacé.

La surface de cette plaque est plissée en certains points, mamelonnée en d'autres; plusieurs de ces mamelons sont recouverts d'une croutelle lamelleuse et très adhérente, mais sans ulcération; si on les arrache, on fait saigner le tissu sous-jacent.

Autour de cette plaque sont disséminés quelques tubercules saillants, isolés, rouges bruns, du volume d'un pois à peu près. Deux de ces tubercules sont excisés et examinés par M. Kiéner (voir le résultat de l'examen, dans la partie de l'anatomie pathologique).

Tout fut mis en œuvre contre ce lupus.

Comme traitement interne, le malade prit :

Huile de foie de morue, trente grammes par jour, de la date de son entrée à l'hôpital, 19 octobre 1880, à sa sortie le 9 avril 1881. Deux pilules d'iodure de fer, chaque jour, du 13 janvier à la fin du même mois, du 1er février au 15 du même mois, journellement deux pilules Vallet. Enfin, deux pilules d'iodure de fer lui furent administrées régulièrement tous les jours du 15 février 1880 au 9 août 1881.

Depuis son entrée jusqu'à la fin de novembre, on lui fit des scarifications pansées ensuite à l'iodoforme, tous les cinq ou six jours. Le perchlorure de fer ne fut pas employé avec plus de succès. Enfin on appliqua des topiques divers, surtout la pommade à l'oxyde de zinc.

M. Mathieu se décida alors de faire des cautérisations ponctuées : les pointes de feu au thermo-cautère furent appliquées sur toute la surface néoplasique, plus ou moins profondément suivant la résistance du tissu pathologique, régulièrement espacées de façon à circonscrire de petits losanges ou de petits carrés destinés à subir la mortification ultérieure.

L'intervalle compris entre deux cautérisations était le double du diamètre de la pointe métallique employée ; à la fin de l'opération la surface lupeuse était criblée d'orifices noirâtres produits par l'action du feu. Ce traitement fut institué le 15 février. Le 15 mars, un mois après, la cicatrisation est complète, il n'y a plus aucune élevure sur la peau, il n'y a plus de surface suintante, les croûtes sont tombées il ne reste plus qu'une cicatrice ayant toutes les apparences des cicatrices par brûlure, et il est aisé de prévoir que la surface encore un peu rougeâtre, blanchira par le fait de l'âge, ainsi que cela a été observé dans les observations publiées ci-dessus. Le malade a repris son service au régiment et n'a pas eu de récidive.

En résumé, il nous a paru résulter de tous les faits observés à propos de l'emploi de la méthode ignée contre le lupus, les quelques considérations suivantes :

1° Ce traitement est peu douloureux immédiatement et les souffrances consécutives sont de courte durée ;

2° Absence complète d'écoulement sanguin.

3° Rapidité de son action et guérison obtenue en peu de temps.

4° Guérison persistante et récidives rares.

Un fait spécial, sur lequel nous appelons de nouveau l'attention, consiste dans la beauté de la cicatrice obtenue. Elle tend à blanchir ultérieurement ou à prendre la teinte mate des tissus voisins et à moins contraster par sa coloration avec les surfaces environnantes. Cependant il se produit parfois une légère rétraction cicatricielle, et pour ce motif, il faut rejeter absolument l'emploi du feu contre les lupus siégeant vers les commissures des paupières, des lèvres, et aux ailes du nez ; c'est l'avis de tous les partisans de cette méthode, et de M. Dron en particulier. C'est surtout contre les vastes néoplasmes lupeux du tronc ou des membres, que ce procédé trouve sa plus parfaite indication.

Quant au phénomène intime qui se passe dans les tissus morbides après l'action de la chaleur, nous ne pouvons pas encore en donner une explication bien satisfaisante. En dehors de son action destructive directe, le feu détermine une modification vitale qui arrête le processus nécrobiotique ou bien en change complètement l'évolution ; une irritation cellulaire qu'on nous permettra d'appeler de bonne nature, se substitue à l'inflammation pathologique.

Jamain, dans sa petite chirurgie, déclare que l'effet spécial de la cautérisation est de donner du ton à la partie sur laquelle elle est appliquée, de changer son mode de vitalité par l'excitation nerveuse qui résulte du cautère et de l'afflux sanguin qu'il détermine. De là cet aphorisme des anciens : *ignis firmat partes.*

Et si nous appliquons toutes ces considérations à propos de la thérapeutique nouvelle du lupus, nous serons autorisés à en tirer la dernière déduction suivante. Lorsque cette affection se montre rebelle à l'action énergique du fer (râclage et scarifications), peut-être est-elle justiciable en dernier ressort d'un agent encore plus énergique, « le feu? *Quod ferrum non sanat, ignis sanat; quod ignis non sanat insanabile dici debet.* »

CONCLUSIONS.

1° Le néoplasme intradermique qui constitue le lupus offre quelques analogies avec le tubercule au point de vue de la structure histologique, mais ces analogies ne sont pas suffisantes pour conclure à l'identité des deux produits.

2° La physiologie expérimentale s'accorde avec quelques faits cliniques pour différencier le lupus des produits tuberculeux et le déplacer du cadre des tuberculoses cutanées locales dans lequel il occupe une place usurpée.

3° Le traitement local est le seul réellement efficace dans la thérapeutique du lupus. Les meilleurs modes d'action sont jusqu'ici les scarifications linéaires et le râclage. La cautérisation ponctuée faite dans les circonstances indiquées dans ce travail peut aussi produire de très heureux résultats. Elle provoque une inflammation franche qui modifie la vitalité des tissus générateurs du lupus et amène la guérison.

Imp. A. DERENNE, Mayenne. — Paris, boulevard Saint-Michel, 52.

INDEX BIBLIOGRAPHIQUE

Lorry. — De morbis cutaneis.

Bazin. — Article Lupus du Dictionnaire encyclopédique des sciences médicales.

Grancher. — Article Scrofule. Id.

Wirchow. — Archives de physiologie (Brodowski cité par Kiéner).

Revue de Hayem.

Annales de dermatologie. — Années 1869 à 1881.

Vidal. — Communication au congrès médical international de Genève, 1877.

Lelougt. — Thèse de Paris, 1877.

Fournier. — Clinique sur le lupus tuberculeux, recueillie à Saint-Louis.

Hardy. — Paris 1880. Gazette médicale.

Besnier. — Traitement du lupus. Annales de dermatologie, octobre 1880.

Auspitz. — Traitement mécanique des maladies de la peau.

Hebra. — Traité des maladies de la peau.

Neumann. — — —

Moritz Kaposi. — Id. traduction de Doyon. 1881.

Friedlander. — Recherches sur le lupus. Annales de derm. 1874-1875.

Dauvergne. — Considérations sur l'esthiomène id. 1875-1876.

Guérard. — Quelques mots sur le lupus. id. 1875-1876.

Grancher. — Soc. méd. des hôpitaux, novembre 1880.

— Archives gén. de méd. décembre 1880.

Féréol. — Soc. méd. des hôpitaux, 26 novembre 1880.

Kiener. — De la tuberculose dans les séreuses chez l'homme et chez les animaux inoculés (Archives de physiologie, 1880).

— Soc. méd. des hôpitaux, février 1880.

H. Martin. — Archives de physiologie. 1881.

Merklen. — Annales de dermatologie (avril 1881).

Josias et Brissaud. — Des gommes scrofuleuses et de leur nature tuberculeuse.

Arnozan. — Contribution à l'étude du traitement du lupus. Journal de médecine de Bordeaux, 1881.

Imp. A. DERENNE, Mayenne. — Paris, boulev. Saint-Michel, 52.

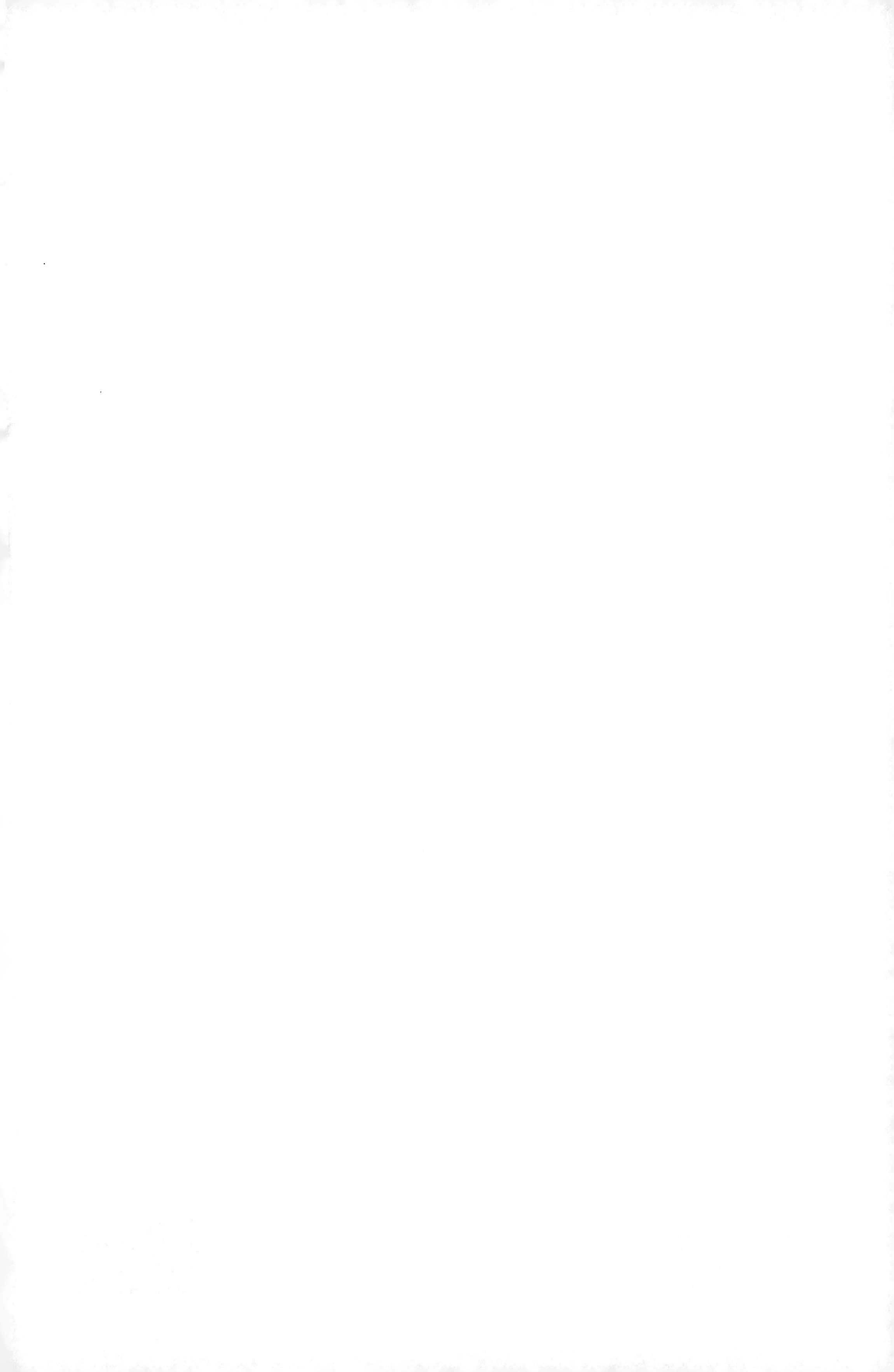

www.ingramcontent.com/pod-product-compliance
Ingram Content Group UK Ltd.
Pitfield, Milton Keynes, MK11 3LW, UK
UKHW031056260726
13965UKWH00006B/1430

9 782013 462006